REMARQUES PRATIQUES

SUR

LA CONVALESCENCE

ET LES RECHUTES,

suivies

D'UNE OBSERVATION CURIEUSE

DE GANGRÈNE SÉNILE.

*Opuscule
à l'usage des Convalescens.*

LYON.

IMPRIMERIE DE DURAND ET PERRIN.

M DCCC XXIV.

REMARQUES PRATIQUES

SUR

LA CONVALESCENCE

ET LES RECHUTES.

RÈMARQUES PRATIQUES

SUR

LA CONVALESCENCE

ET LES RECHUTES,

suivies

D'UNE OBSERVATION CURIEUSE

DE GANGRÈNE SÉNILE,

Opuscule à l'usage des Convalescens.

PAR C. B. CHARDON,

DOCT. EN MÉD., ANCIEN CHIRURG. DES HÔPITAUX DE LYON, MÉD. DE L'HÔPITAL
DE CONDRIEU, MEMBRE DU CONSEIL DE CHARITÉ DE CETTE VILLE.

Ars medica tota in observationibus.
FRED. HOFFMANN, *Med. pract.*

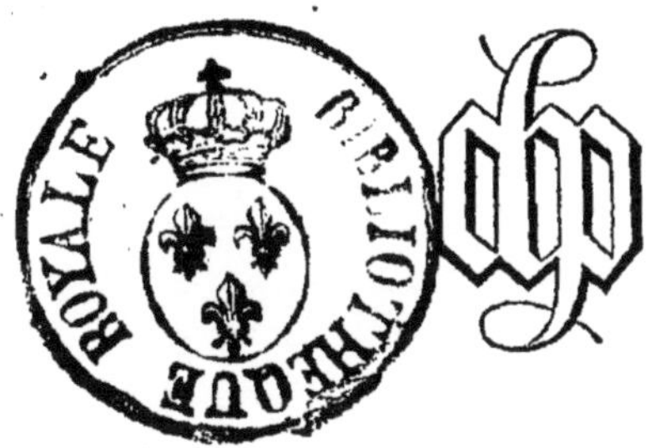

LYON.

IMPRIMERIE DE DURAND ET PERRIN,

SUCC. DE BALLANCHE ET DE CUTTY,
Hôtel de Malte, rue du Plat, n.° 15.

M DCCC XXIV.

A MADAME

V.ᵉ CHRÉTIEN,

MA TANTE.

Hommage
de la plus vive reconnaissance.

12 Mars 1824.

C. B. Chardon,
D. M.

REMARQUES PRATIQUES

LA CONVALESCENCE

ET LES RECHUTES.

INTRODUCTION.

Témoin, depuis que j'exerce la médecine, du grand nombre de rechutes qu'éprouvent les malades par des écarts de régime et autres circonstances, je me suis déterminé à mettre au jour et à la portée de tout le monde, le fruit de mes observations.

D'abord, j'expose d'une manière générale les caractères qui servent à distinguer la convalescence de la maladie ; je cherche ensuite à donner un tableau de la bonne convalescence ; j'indique les causes qui peuvent la troubler et rappeler

1

l'état maladif ; je finis par indiquer les précautions à prendre pour éviter les rechutes.

J'ai joint à ce petit ouvrage l'observation d'une affection gangréneuse chez un vieillard septuagénaire, qui s'est emparée du pied et d'une partie de la jambe, dont le froid a été la cause efficiente, et qui a été guérie presque par les seules ressources de la nature.

CONSIDÉRATIONS GÉNÉRALES.

La convalescence est la transition de l'état maladif à la santé ; heureux changement que tout malade désire, et où l'on commence à ressentir le bien-être, résultat du libre exercice des fonctions des organes. C'est alors que l'espérance renaît, et que l'âme est réjouie par la douce idée du retour de la santé. Ce passage est toujours marqué par une faiblesse, une langueur plus ou moins considérables.

La convalescence suppose nécessairement la cessation de la souffrance des organes, et ne peut, par conséquent, avoir lieu que lorsque l'harmonie des fonctions se rétablit généralement. Elle se développe d'autant plus difficilement que la maladie a été plus longue, plus compliquée, et traitée d'une manière moins rationnelle ; elle varie encore suivant le genre d'affections auquel elle succède, l'âge, le sexe, le tempérament du malade, enfin suivant la saison,

On reconnaît que la convalescence va avoir lieu, à la diminution successive et soutenue de tous les symptômes de la maladie, qui amène une résolution complète. C'est alors que l'on dit entrer en convalescence. Il ne faut pas confondre avec cet état, certain amendement déterminé par l'effet des remèdes, soulagement qui n'est ordinairement que momentané. Il en est de même de la rémission d'accès de douleurs ou de fièvres, dont la durée est quelquefois assez longue pour faire croire au malade qu'il est arrivé au terme de ses souffrances ; mais dans tous ces cas il n'y a point un soulagement général ; l'on conserve toujours quelque gêne dans quelque partie du corps ; ordinairement aussi, l'estomac reste dans un état de trouble qui l'empêche de remplir ses fonctions, tandis que dans la convalescence le corps, quoiqu'affaibli par la durée de la maladie, jouit d'une plus grande liberté ; les mouvemens sont plus faciles, les organes des sens perçoivent mieux, enfin toutes les fonctions, surtout les digestives, s'opèrent d'une manière plus régulière.

CARACTÈRES DE LA CONVALESCENCE.

La bonne convalescence se reconnaît, comme je l'ai déjà dit précédemment, à la diminution soutenue de la souffrance des organes malades et de tous les symptômes dépendans locaux et généraux. Mais les signes varient d'après l'espèce de maladie. Ainsi, par exemple, la convalescence d'une pleuropneumonie aiguë (dite vulgairement fluxion de poitrine) se reconnaîtra à la respiration, qui devient plus longue et moins précipitée ; à l'absence complète de la douleur pongitive qui, dans ce cas, se faisait sentir dans le côté malade ; à la diminution de la toux et des crachats, qui ont perdu leur couleur rouillée pour devenir blancs ; à la cessation de l'irritation de l'estomac, et par conséquent de tous les symptômes de cette affection , tels que l'enduit pâteux et sec de la langue, la rougeur de son pourtour, la soif, la chaleur âcre et sèche des tégumens de l'épigastre (région de l'estomac) ; à la facilité des mouvemens qui remplace la prostration ; au pouls qui, de vif, accéléré, régulier, est devenu petit, souple et irrégulier ; à la chaleur, qui n'est plus sèche et inégale, mais douce, un peu halitueuse et répandue également ; à la peau, qui est dans un état de moiteur ; aux urines, qui sont plus abondantes et moins colorées ; enfin, au rétablissement de toutes les excrétions qui commencent à s'exécuter plus facilement.

Dans la gastro-entérite aiguë dont le grand nombre de symptômes variés constitue les fièvres, la convalescence est ordinairement moins bien prononcée, à cause de l'irrégularité des mouvemens morbides et des exacerbations qui ont lieu si fréquemment par la moindre erreur de régime. Cela se concevra aisément si on a égard à la délicatesse de l'organe malade (la membrane muqueuse de l'estomac) ; à la foule d'impressions auxquelles il est exposé, et aux nombreuses sympathies qui le lient avec tous les autres organes. Cependant lorsque cette maladie est traitée avec attention, et que le malade se soumet exactement aux prescriptions de son médecin, la convalescence se manifeste d'une manière assez franche ; ses caractères principaux

sont alors une grande diminution de la prostration et de la roideur des membres (le malade
acquiert des forces avant même d'avoir pris dés
alimens); la disparution, d'un côté, de la rougeur
de la langue, de l'autre, du délire qui fait place
à la liberté des perceptions ; la main posée sur
l'épigastre du malade, ne ressent plus cette chaleur sèche et âcre qui a presque toujours lieu
dans le cours des fièvres ; et le malade lui-
même n'accuse plus de douleur, de gêne, de
pesanteur dans cette partie, soit qu'on la presse
avec la main, soit naturellement. Dans cette
maladie, comme dans la précédente, les urines
deviennent abondantes et perdent leur couleur
citrine épaisse qui se remarque toujours dans le
cours des maladies aiguës ; la peau s'ouvre à la
transpiration, ainsi que les autres organes excré-
toires. Lorsque ces caractères généraux se présentent dans les gastro-entérites (fièvres), on
peut avancer que la maladie est sur sa terminaison. La convalescence des autres maladies aiguës offre à peu près les mêmes signes indiqués
ci-dessus. C'est toujours en général par la cessation des douleurs, le retour du sommeil, des
habitudes et des mouvemens naturels , le senti-
ment d'une sorte de bien-être général , le déve-

loppement et la plénitude du pouls, la liberté de la respiration, la clarté des sensations, la facilité des perceptions, le calme et l'ensemble régulier des traits de la figure, un commencement de gaîté, l'éclat des yeux et l'assurance du regard, qui naguères était faible et languissant, le libre passage de l'air par les narines, l'humidité de la langue et de la bouche, la disparution de l'enduit et de la rougeur qui couvraient la première, l'absence de la soif, un commencement d'appétit, l'état presque naturel des évacuations alvines et urinaires, la souplesse de la peau, que se prononce la convalescence des maladies aiguës. Celle des affections chroniques s'opère plus lentement et plus difficilement; elle suit, pour ainsi dire, la marche de la maladie. La longue habitude qu'ont eue les organes de la souffrance, les a rendus plus susceptibles et conséquemment plus irritables, et plus disposés à recevoir l'impression d'agens modificateurs, qui, dans toute autre circonstance, seraient sans effet. Le catarrhe chronique simple de la poitrine (autrement dit rhume), dont la toux est renouvelée par le plus léger contact de l'air frais et humide, de même que le coryza (vulgairement appelé rhume de cerveau), en offrent un exemple.

(9)

L'âge apporte quelque différence dans la marche de la convalescence : chez les vieillards, où
la vie s'exerce avec moins d'activité, les troubles
organiques sont plus tenaces , et la liberté des
fonctions plus difficile ; ce qui rend ordinairement la convalescence plus longue.

Les femmes, à cause de la délicatesse de leurs
tissus et du plus grand nombre de fonctions auxquelles elles sont assujetties, présentent, dans
leurs maladies, une plus grande mobilité ner-
veuse , qui fait que souvent la terminaison en
est plus difficile et la convalescence plus irrégu-
lière.

Le tempérament où les systèmes sanguin et
nerveux prédominent, est celui qui expose le
plus le convalescent aux rechutes, parce que sa
susceptibilité beaucoup plus grande, soit physique, soit morale, rend plus vive l'impression
des modificateurs.

Le traitement auquel a été soumis le malade,
influe beaucoup sur sa convalescence. L'illustre
Bichat et le savant Broussais, le premier donnant
une nouvelle direction à la physiologie, et nous
apprenant à étudier la vie dans chaque tissu du
corps en particulier , pour en reconnaître les
propriétés et les fonctions ; le second, le savant

professeur du Val-de-Grâce, faisant l'application des heureuses découvertes de son devancier à la médecine, et fixant l'attention de tous les médecins vers le tissu, l'organe qui est le siége du mal, ont fait faire une révolution à la thérapeutique, et enseigné à détruire le mal là où il se rencontre : seule méthode de l'empêcher de s'étendre et de passer à l'état chronique; est, de toutes, celle qui rend le mieux la convalescence franche et bien assurée.

Si le traitement a été dirigé, non d'après la doctrine de ces grands maîtres, mais d'après la médecine systématique, qui est encore celle de beaucoup de médecins, et qui consiste à administrer des émétiques, des purgatifs, des stimulans, tels que le quinquina, le camphre, l'éther, le musc, et une foule d'autres remèdes plus ou moins excitans; les premiers, pour pousser au dehors l'humeur bilieuse, muqueuse, sans se donner la peine de réfléchir que ces humeurs proviennent de l'action accrue de leurs organes sécréteurs, et qu'il est bien plus naturel de porter les moyens curatifs vers ces derniers pour faire cesser leur surexcitation, que de donner des évacuans qui, tout en évacuant, ne manquent pas souvent d'exciter de nouvelles sécré-

tions ; les autres qui sont des excitans de toute
espèce, et que l'on prodigue si fréquemment
dans les maladies graves, pour combattre la faiblesse et une prétendue putridité, qui ne sont
que des symptômes d'une inflammation pro-
fonde siégeant dans les principaux viscères, que
l'on méconnaît, et que l'on ne guérit que par
révulsion sans pouvoir s'en rendre raison. La
convalescence, à la suite de pareils traitemens,
est toujours moins bien prononcée, plus longue,
plus difficile, et le malade plus exposé aux rechutes. Et cela a lieu ainsi parce que la guérison ne peut s'opérer qu'à l'aide des révulsions,
c'est-à-dire en provoquant de grands troubles
dans toute l'économie animale, et déplaçant
quelquefois heureusement l'irritation de l'organe
souffrant. Ces révulsions ont presque toujours
lieu par une excitation vive à la peau ou sur les
reins, l'estomac, le gros intestin ; ce qui amène
les crises par les sueurs, les urines, le vomissement, les selles. Si ces crises n'ont pas lieu,
l'affection est singulièrement accrue par le traitement, et lorsque le malade est assez heureux
pour parvenir à la convalescence, il ressent long-
temps du trouble dans les nombreux organes que
l'irritation a parcourue, et n'arrive qu'avec beaucoup de peine à une santé parfaite.

Ce que je viens de dire de l'influence du traitement sur la convalescence, s'applique surtout aux fièvres de toute espèce, que l'auteur de la nouvelle doctrine considère avec raison comme dépendant de l'inflammation de la membrane muqueuse de l'estomac, et de l'intestin qui lui succède, à laquelle il a donné le nom de gastro-entérite, et qu'il traite comme une autre phlegmasie, par les saignées et les émolliens, enfin comme on traite une inflammation de poitrine.

En effet, les auteurs de médecine diffèrent peu sur les autres phlegmasies; il n'y a que cette différence, que par la médecine physiologique, on en triomphe plus facilement, en mettant moins de circonspection dans l'emploi des moyens que l'expérience a constatés les plus propres à anéantir les phlegmasies.

Les époques de l'année où le froid et l'humidité règnent le plus souvent, comme dans l'automne et l'hiver, sont celles où les convalescens arrivent moins promptement à la santé ; parce que le froid humide, qui est naturellement nuisible à l'homme sain, doit l'être, à plus forte raison, à un individu qui sort de maladie, et qui, par conséquent, est plus sensible à son impression.

La convalescence n'est pas moins longue et pénible, lorsque le malade a été soumis à une médication dérivant d'un alliage de la médecine systématique avec la médecine physiologique. C'est la méthode que suivent beaucoup de médecins qui, voulant se mettre au niveau de la science, et qui, d'ailleurs, forcés par leur conscience de modifier leur ancienne manière de traiter, croient rendre hommage aux brillantes vérités de la médecine physiologique, en empruntant quelques-uns de ses moyens sans abandonner ceux dont cette même médecine a fait justice. Voilà l'empire de l'habitude joint au manque de réflexion qui empêche d'apprécier à sa juste valeur la médecine nouvelle généralement adoptée, et de reconnaître que rien n'est plus nuisible et moins rationel dans le traitement d'une phlegmasie comme gastro-entérite, pneumonie, pleurésie, péritonite, etc., de joindre aux saignées générales et locales, aux émolliens et légers révulsifs, seuls moyens que la véritable indication exige, les évacuans (émétiques et purgatifs), les stimulans de toute espèce, pour soulager le malade de l'humeur saburrale bilieuse, muqueuse, pituiteuse, dont on le croit surchargé, et pour s'opposer à la faiblesse (adynamie); comme si on ne savait pas que le premier effet de tous ces moyens perturbateurs est de réveiller dans les organes souffrans le trouble et l'agitation que l'on venait de calmer par les saignées et les émolliens ; soit que l'inflamma-tion réside dans l'estomac, comme cela se voit le plus souvent et où sont déposés les agens per-turbateurs dont l'action est alors immédiate ; soit quelle existe dans des organes éloignés qui n'en reçoivent pas moins une forte excitation par les nombreuses irradiations partant de l'estomac ; et qu'enfin ces évacuans et stimulans, comme je l'ai dit précédemment, loin de faire cesser l'humeur ne font que l'accroître, en agaçant les organes qui la sécrètent, et, relativement à la faiblesse, peuvent donner des forces, non au malade, mais bien à la maladie. Il est facile de voir que par cette manière d'agir on conserve d'une main pour détruire de l'autre, et que l'on imite assez bien un mauvais architecte qui ren-verse aussitôt qu'il a construit.

Cette espèce d'éclectisme ressemble beaucoup à la doctrine italienne de MM. Razori et Tomasini; avec cette différence que ces médecins, d'accord avec nous sur plusieurs principes, ne sont sur-tout dans l'erreur que pour la propriété de leurs contro - stimulans , dont l'action stimulante est trop bien démontrée pour que nous puissions les considérer avec eux comme pourvus d'une qualité opposée. Comment croire, en effet, que le tartrate antimonié de potasse (tartre émétique), le kermès minéral, la noix vomique, le nitrate d'argent, etc. , soient susceptibles de diminuer l'excitation des organes irrités, phlogosés. On espère que tous ces médecins, encore en contradiction avec la vérité, seront bientôt forcés d'abjurer d'aussi graves erreurs, par les mauvais résultats qu'elles ne doivent pas manquer de produire.

Je le répète, la guérison des maladies traitées de cette manière, qui ne peut s'opérer que par de violentes révulsions marquées par des crises extrêmes et des angoisses terribles, est toujours suivie d'une convalescence douloureuse, qui rend plus ou moins chancelante la santé du sujet.

Pour terminer ce qui a rapport aux variétés de la convalescence, je vais donner deux observations qui feront ressortir la différence de la bonne et véritable convalescence, d'avec celle qui n'est qu'apparente, et que l'on appelle fausse convalescence.

1.re OBSERVATION. Anne Garat, âgée de quarante-cinq ans, tempérament bilioso-sanguin, est atteinte d'une violente gastro-entérite, qui s'accroît rapidement, et qui prend bientôt tous les caractères de la fièvre dite adynamique putride. Cette femme est transportée, au huitième jour de sa maladie, à l'hôpital de Condrieu, le 2 juillet 1821. Elle présente alors les symptômes suivans : coucher sur le dos; prostration extrême; délire, réponses brèves; langue sèche, rouge sur ses bords et couverte d'un enduit jaunâtre; peau sèche et brûlante, surtout à l'épigastre qui est douloureux à la pression; pouls petit et très accéléré; face crispée et offrant une teinte jaunâtre foncée; je prescris de suite des boissons délayantes, gommeuses, des fomentations émollientes sur l'abdomen, des lavemens de même nature et une diète complète. Sous l'influence de ce régime les symptômes graves s'amendent; le délire cesse, la langue s'humecte, et la malade se meut avec plus de facilité; toujours prescription des mêmes moyens : du douzième au quinzième jour des vomissemens bilieux surviennent avec douleur dans l'hypocondre droit et oppression; bientôt la teinte jaunâtre couvre tout le corps de la malade. En explorant

le foie je le trouvai grossi, douloureux, et dé-
passant le bord cartilagineux des fausses côtes.
Reconnaissant à ces signes une inflammation du
foie, propagée à cet organe par le duodénum,
je fis appliquer douze sangsues sur la région du
foie, qui fournirent abondamment du sang et
qui firent cesser le vomissement et la douleur.
Cette saignée locale fut suivie de l'application
de fomentations et de cataplasmes émolliens sur
la même partie; le calme se soutint pendant trois
à quatre jours, époque à laquelle, sans cause
manifeste, le vomissement reparut. J'ordonnai
de nouveau une application de dix sangsues,
qui eut le même succès que la première; les cataplasmes émolliens furent continués, de même
que les boissons délayantes et la diète. Le mieux
se soutenant, je joignis à ces moyens l'eau de
poulet légèrement nitrée, pour porter aux urines; je rendis les lavemens un peu purgatifs,
par l'addition du sulfate de soude. Les urines
devinrent abondantes et fortement colorées, les
selles pareillement ; la peau s'éclaircit et perdit
chaque jour de sa couleur jaune ; le foie diminua de volume ; enfin la malade entra en convalescence, environ au vingt-cinquième jour de
la maladie. Dès-lors, appétit bien prononcé,

appétence pour toutes sortes d'alimens ; langue humide, large et d'une couleur presque uniforme ; peu de soif ; digestion facile ; selles naturelles, jaunâtres à cause de la nature de la maladie ; urines faciles et abondantes ; sommeil bon et calme ; forces croissant chaque jour ainsi que l'embonpoint, la malade ayant été réduite par sa maladie à une maigreur extrême. La couleur jaune de la peau s'est insensiblement dissipée, et le foie a repris son volume ordinaire. Cette femme est sortie de l'hôpital, pourvue de forces et d'embonpoint, environ trois mois depuis son entrée.

Dans cette observation on voit une phlegmasie intense, qui, après avoir occupé la membrane muqueuse gastro-intestinale, s'est étendue avec véhémence au foie, où elle a offert tous les symptômes d'une inflammation parenchymateuse et qui a cédé aux saignées locales et aux émolliens. La convalescence à été franche malgré la longueur de la maladie, et le foie n'a point conservé d'irritation.

L'observation suivante va nous présenter une convalescence bien différente. Mme R***, aubergiste à Condrieu, âgée de quarante-deux ans, tempérament lymphatico-sanguin, d'une petite stature et d'un grand embonpoint ; atteinte, depuis son jeune âge, de boutons à la peau ayant les caractères de la dartre croûteuse, et, depuis plusieurs années, de douleurs rhumatismales articulaires, éprouve à la fin d'octobre 1823, un dérangement dans la menstruation, caractérisé par une agitation générale, des maux de reins et une hémorragie utérine de courte durée, qui amène un soulagement. Le troisième jour, une nouvelle agitation survient ; on me fait appeler : la malade a mal de tête, chaleur générale, un peu de soif, langue blanche et légèrement rouge sur ses bords, lassitudes générales ; je lui prescris des pédiluves chauds, des lavemens émolliens ; pour boisson, infusion de violette et de mauve, et diète absolue. A l'aide de ces moyens, le calme survient et se soutient durant deux jours. Obligé alors de m'absenter pour quatre jours, j'engage la malade à se tenir, durant mon absence, au régime indiqué, et de ne se permettre que peu d'alimens. A mon retour l'on m'avertit que la malade a été fatiguée du mal de tête, de la fièvre, etc., et que l'on s'est vu forcé d'avoir recours au ministère de M. P**, ancien officier de santé, qui a prescrit une décoction de chicorée avec addition de sul-

fate de soude, sel admirable de glauber, etc.; je
ne sais dans quelle intention, apparemment pour
évacuer l'humeur dont se plaignait la malade.
Je fis demander à M. P** s'il voulait se rendre
auprès de la malade avec moi, pour me donner
son avis; il s'y refusa. Quoi qu'il en soit, l'usage
de cette boisson laxative, prise pendant quatre
jours de suite, localisa l'irritation générale sur
le tube digestif, et fit déclarer la gastro - entérite (fièvre putride avec ataxie), dont les symptômes furent : prostration extrême , abattement
moral, difficulté à se mouvoir; bouche pâteuse,
langue sèche, épaisse et rouge à sa pointe ; soif,
chaleur générale un peu augmentée ; légère sensibilité à l'épigastre et à l'abdomen ; selles fréquentes en diarrhée ; urines peu abondantes et
fortement colorées; pouls petit, accéléré. L'état
de prostration dans lequel se trouvait déjà la
malade, me faisant craindre que la proposition
d'application de sangsues à l'épigastre ne fût re-
jetée , examinant d'ailleurs que la maladie était
arrivée au dixième jour, et qu'il serait peut-être
très difficile de la faire avorter, je m'abstins de
saignées ; je me contentai de l'emploi des gom-
meux, mucilagineux à l'intérieur, sous forme de
boisson et en lavement , des fomentations émol-

lientes sur l'épigastre et l'abdomen. Les progrès
de la maladie ne furent pas rapides ; néanmoins
le délire survint avec de la rougeur aux pom-
mettes, tantôt d'un côté, tantôt d'un autre ; la
langue, les lèvres et les gençives se couvrirent
de fuliginosités ; les membres prirent de la roideur. Je fis alors appliquer un vésicatoire à la
cuisse, dans l'intention d'établir un point de dé-
rivation pour le cerveau, et arrêter une congestion funeste sur cet organe.

Je fis, à cette époque, appeler en consultation M. Dorielle, mon collègue, médecin à Pe-
lussin, qui, dans la même intention, me con-
seilla de faire faire des fomentations avec l'eau
chargée de moutarde sur les pieds et les jambes.

Du quinzième au vingtième jour, la maladie
prit un meilleur caractère ; le délire et les autres symptômes diminuèrent et finirent par disparaître totalement. La suppuration du vésicatoire devint très abondante. Dans ce moment où
les premières gelées se faisaient sentir, le malade qui toussait déjà, ressentit tout-à-coup dans
le côté gauche de la poitrine, une forte douleur qui gênait considérablement la respiration.
Il est à présumer que cette pleurésie fut déter-
minée par le refroidissement du corps de la ma-

lade, soit en se découvrant elle-même, soit en
changeant de lit. Je fis appliquer sur ce côté
des cataplasmes émolliens bien chauds et souvent renouvelés, qui dissipèrent insensiblement
la douleur du côté. Mais la toux s'accrut considérablement et devint très fatigante. La malade fut mise à l'usage du lait coupé avec l'eau
d'orge pour nourriture, et pour boisson des juleps pectoraux avec addition d'une petite quantité de sirop diacode ; un vésicatoire fut appliqué
sur le sternum, les cataplasmes d'amidon (1)
furent continués sur toute l'étendue de la poitrine. La toux, qui était très violente et qui pro-
voquait souvent le vomissement, diminua beaucoup, et la malade, au trentième jour de sa
maladie, montrait l'apparence de convalescence.
Les forces s'étaient accrues ; il n'y avait plus de
soif ; la langue était nette ; l'excrétion alvine et
urinaire facile ; le sommeil assez tranquille ;
une douce moiteur couvrait tout le corps ; ce-

(1) J'emploie, avec beaucoup de succès, les cataplasmes de fécule d'amidon cuite dans l'eau, comme
émollient, soit sur la poitrine, soit sur d'autres parties
du corps. Ils joignent à leur propriété adoucissante,
l'avantage d'être plus légers, de conserver plus long-
temps leur chaleur, et de se coller plus immédiatement
sur la peau. M. Dorielle m'a dit les employer aussi avec
avantage.

pendant l'appétit était languissant, quoique la digestion s'opérât facilement ; la malade avait du dégoût pour toutes choses ; elle était incommodée par la plus légère odeur ; elle éprouvait parfois des horripilations, une chaleur incommode, aux pieds et aux mains ; avec cela, la toux n'avait pas entièrement disparu, mais elle existait sans oppression. La malade est purgée deux fois, plutôt pour satisfaire au préjugé que par besoin ; ensuite elle quitte le lit, même sa chambre, pour aller passer une partie du jour au rez-de-chaussée auprès d'un poêle, exposée à plusieurs courans d'air à cause du grand nombre de portes qui s'y trouvent. Elle se maintient dans cet état de fausse convalescence à peu près quinze jours, se nourrissant de potages variés, de lait, de quelque peu de viande blanche et d'herbages cuits, sans acquérir beaucoup de forces et cette aisance du mouvement qui caractérise la bonne convalescence. Alors la respiration devient un peu plus gênée, la malade se met au lit. Je suis appelé ; je fais découvrir en entier la poitrine, je percute, et je reconnais que le son est mat dans tout le côté gauche, depuis l'omoplate jusqu'au tiers antérieur des côtes du même côté ; le son est clair sur le devant de la poitrine. J'or-

donne une application de quinze sangsues sur
le côté malade, et recommande de laisser sai-
gner abondamment les piqûres et de les recou-
vrir d'un cataplasme d'amidon. Le lendemain ,
l'on m'apprend que durant la piqûre des sangsues l'oppression a beaucoup augmenté, mais
que deux heures après il est survenu un calme
considérable et qu'elle a entièrement cessé, ainsi
que la toux ; que la malade a passé une bonne
nuit, et qu'elle a pu se coucher plus facilement
sur le côté droit, ce qu'elle n'avait pu faire depuis plusieurs jours, parce que dans cette position la toux augmentait. Les piqûres des sangsues ont fourni beaucoup de sang ; mais le son
est toujours mat. Je fais continuer les cataplasmes ; je donne pour boisson l'eau de guimauve,
des juleps pectoraux, et je prescris l'abstinence
complète des alimens. La journée se passe tranquillement ; la nuit suivante la toux est un peu
plus forte, le pouls reprend de la fréquence ; le
lendemain, comme j'allais prescrire une nouvelle
application de sangsues, la malade fut éveillée
d'un léger sommeil par un mouvement de dis-
tension dans la poitrine , qui fut suivie de l'expectoration de plusieurs gorgées de pus d'un
jaune verdâtre très fétide. Une heure après une

nouvelle expectoration de pus survint ; cette dernière dura depuis onze heures du matin jusqu'à cinq heures après midi, et fit rendre environ une livre de pus. Je favorisai l'expectoration par quelques cuillerées d'une potion composée des eaux distillées de tilleul, d'hysope ; le kermès (sous - hydro - sulfate d'antimoine), et le sirop de violette. Cette vomique fut suivie d'un calme ; la malade reposa tranquillement la nuit suivante. Je percutai le côté que je trouvai très sonore. Je prescrivis le lait coupé avec le lichen d'Islande, et pour nourriture des alimens doux, légers et en petite quantité. Dès-lors, les horripilations, la chaleur incommode des pieds et des mains, le dégoût, ont disparu ; l'appétit s'est prononcé, les forces l'ont suivi, et la malade est arrivée en peu de temps à une santé parfaite.

Les causes capables d'entraver la marche de la convalescence et de faire renaître la maladie, sont très nombreuses. La plupart tiennent à la négligence des règles de l'hygiène. En effet, combien de malades out éprouvé des rechutes très graves pour s'être exposés à l'air, et avoir pris trop tôt des alimens solides, du vin, des liqueurs alcoholiques, et qui ont fait reparaître, par ces imprudences, le danger dont ils semblaient être délivrés ! Je pourrais ici citer à l'appui un grand nombre d'observations ; je me bornerai à en rapporter deux seulement.

Au mois de mai 1820, je fus appelé à demi-lieue de Condrieu, sur la montagne, pour traiter un homme âgé de soixante ans, affecté d'une violente péripneumonie (fluxion de poitrine), compliquée de gastro-entérite (fièvre gastrique). La maladie était arrivée au cinquième jour ; les symptômes paraissaient fort graves ; cependant, au moyen d'une saignée locale sur le côté enflammé de la poitrine, suivie de l'application continue de cataplasmes émolliens, de boissons mucilagineuses, d'une diète sévère, et ensuite de vésicatoires aux bras, je parvins à arrêter les accidens, et au huitième jour, cet homme était presque convalescent. Alors il s'avise de se lever, et de se mettre à l'air qui dans ce moment était pluvieux : bientôt tous les accidens se renouvellent ; la toux, l'oppression reparaissent ; les forces diminuent rapidement ; on s'imagine que c'est la faiblesse qui est la cause de cette rechute ; on donne au malade du vin qui, ne produisant pas l'effet attendu, est rémplacé par une certaine quantité d'eau-de-vie. J'arrive alors croyant trouver mon malade dans une entière

convalescence, et que je vois, au contraire, mou-
rant. J'interroge tout le monde pour savoir le
sujet de cet étonnant changement; on me le ca-
che, et je me trouve forcé de chercher l'expli-
cation de cette rechute. Le malade meurt, et
c'est après que l'on m'avoue les imprudences.

Au mois de mars 1822, un jeune homme de
vingt-un ans, frère-directeur de l'école chré-
tienne de Condrieu, brun, fort, d'une moyenne
taille, d'un tempérament nervoso-sanguin, et
d'une grande impatience, à la suite d'un violent
exercice, se met dans l'eau jusqu'aux genoux,
pour démarrer un batelet engravé dans lequel il
était. Il garde ses vêtemens mouillés plusieurs
heures. Le lendemain, mal de tête considérable
et mouvement fébrile ; il vient me consulter ;
je lui pratique une saignée au bras, et l'engage
à se tenir au repos, à la limonade cuite, et à la
diète jusqu'au lendemain. Au lieu de suivre cette
ordonnance, notre jeune homme se sentant beaucoup mieux après la saignée, se croit guéri et se
livre comme de coutume à l'exercice, sans précaution. Le soir même, mal de tête suivi d'agitation fébrile ; cet état se maintient jusqu'au jour
suivant. On me fait alors appeler : je reconnais
de suite les effets de l'imprudence ; je conseille

de nouvelles précautions, on les suit, et en deux jours plus de mal de tête, plus de fièvre ; une transpiration provoquée par les émolliens et légers diaphorétiques, jointe aux pédiluves chauds, avait entièrement rétabli l'équilibre. Je préviens le malade qu'il est utile de garder la chambre, à cause du temps frais et pluvieux qui régnait alors. Le lendemain, se trouvant bien, il se met à l'air, et pense qu'il n'y a aucun inconvénient à faire une petite promenade dans le jardin. A son retour, point douloureux de côté avec une légère toux ; il se tient bien chaud durant la nuit pour tâcher de rappeler à la peau la transpiration, et remédier aux effets du froid sur cet organe ; la douleur de côté n'en persiste pas moins, et une véritable pleurésie se déclare dans le côté gauche, avec un léger catarrhe pulmonaire. Application de suite de dix sangsues sur le point douloureux, qui fait disparaître, comme par enchantement, la douleur pleurétique. Je prescris une décoction de guimauve et des infusions pectorales, pour adoucir la toux que la saignée n'avait pu détruire. J'ordonne en même temps le repos complet et de garder le lit. Le mieux se soutient jusqu'au jour suivant où le malade sort de son lit pour aller, à pieds nuds, dans une

chambre voisine, où il fut saisi par le froid. En
se remettant au lit il éprouve des frissons ; et le
soir même de cette seconde imprudence, la pleurésie reparaît avec plus d'intensité qu'aupara-
vant, la toux s'accroît également. Le malade, naturellement vif et impatient, s'inquiète, s'agite,
et donne à sa maladie un caractère fort alar-
mant. Je parvins avec peine à lui faire entendre
qu'une nouvelle application de sangsues est in-
dispensable, pour arrêter les progrès de sa maladie tout-à-fait inflammatoire ; il se soumet ,
mais au lieu de vingt sangsues que je lui pro-
pose, il n'en veut que dix ; malgré ce petit nombre de sangsues pour un sujet jeune et sanguin,
l'évacuation fut suivie d'un véritable soulagement qui ne dura que quelques heures, et qui
finit bientôt après que les piqûres eurent cessé
de fournir du sang ; l'impatience du malade con-
tribua beaucoup cette fois à cette exacerbation.
En effet, dès qu'il vit que cette dernière saignée
n'avait pas entièrement détruit son mal, il dé-
sespéra de sa guérison ; et dès-lors l'inquiétude
et l'agitation devinrent terribles ; tous les symptômes s'accrurent avec une étonnante rapidité ;
la douleur de côté s'augmenta au point que la
respiration était des plus difficiles, et ne pouvait

presque pas s'exercer du côté gauche. Le malade était assis sur son lit, livré aux plus cruelles
anxiétés, et me demandant un remède énergique
pour le soulager. Ayant employé sans succès,
depuis cette nouvelle exacerbation, les émolliens
intérieurement et extérieurement, les juleps cal-
mans, la moutarde, je proposai encore une saignée locale sur le côté. Cette proposition ne fut
agréée ni du malade, ni de ceux qui l'entouraient
(quelques personnes de la ville qui venaient le
voir) ; une d'elles fut même assez officieuse pour
dire en secret au malade, que les moyens que
j'avais employés n'étaient pas convenables, et
qu'il fallait avoir recours à un autre traitement
(soit dit en passant). Dès que j'eus connaissance
de ces conseils perfides, je mis bientôt le mauvais conseiller à sa place, en lui enjoignant de
ne jamais s'en écarter, pour venir se mêler d'une
profession trop au-dessus de lui sous tous les
rapports.

Ainsi contrarié, je demandai une consultation
avec un confrère. M. Tressel, docteur-médecin
à Vienne, se rendit, à cet effet, auprès du malade, où nous convînmes ensemble de la néces-
sité d'une nouvelle application de sangsues, pro-
posée la veille. On appliqua sur-le-champ les

sangsues, au nombre de quinze. Cette saignée amena un soulagement qui ne fut pas de longue durée ; nous fîmes succéder à ce moyen l'application d'un vésicatoire au bras ; la nuit fut très orageuse; la respiration était tellement suspirieuse, que je craignais à chaque instant la suffocation. Le pouls était petit, accéléré, et quelquefois intermittent. Cependant le lendemain la maladie changea de caractère ; le point douloureux diminua considérablement, et fut remplacé par une violente toux, un véritable catarrhe pulmonaire aigu de la poitrine. La maladie a conservé cette forme jusqu'à sa terminaison. La toux était extrêmement fatigante ; elle avait lieu par accès, qui occasionnaient beaucoup de douleurs au malade, et qui excitaient souvent le vomissement. Ces quintes de toux duraient plusieurs minutes ; les crachats étaient blancs, écumeux, quelquefois avec des stries de sang ; l'impatience du malade allait toujours en croissant ; il désespérait entièrement de sa guérison ; tout l'ennuyait ; il se dégoûtait de toutes les boissons que son état exigeait ; il fallait les varier à chaque instant. Néanmoins, au moyen de la persévérance, et d'une attention soutenue à éloigner les causes capables d'exciter le malade soit au physique, soit au moral, de boissons adoucissantes variées, de quelques légers opiacés, et d'une diète sévère, la maladie est arrivée à une heureuse terminaison au bout de cinq semaines environ. La convalescence a été longue, mais sans rechutes, à cause de la docilité du malade et de son attention à suivre scrupuleusement ce qui lui était indiqué pour son régime : effet d'un heureux changement dans son caractère.

Ces deux observations démontrent assez bien le danger d'un air frais et humide pour les convalescens, surtout de maladies de poitrine. En effet, cette cause est moins pernicieuse dans les gastro-entérites (fièvres); il arrive même quelquefois qu'un air frais est utile lorsque ces dernières maladies se manifestent durant les chaleurs d'été, mais à part cette circonstance, il est nuisible. Cet état de l'atmosphère suffit pour provoquer l'entérite (autrement dit diarrhée, dyssenterie), en gênant la perspiration cutanée. C'est cette même cause qui dispose et provoque les affections cérébrales, les rhumatismes, les fièvres intermittentes, etc.

L'air froid et sec est, en général, beaucoup moins nuisible; il ne devient dangereux que pour les personnes qui sortent d'un lieu chaud, et qui ont le corps en sueur. Alors il peut naître de son action une foule de maladies inflammatoires, soit à la tête, à la poitrine, au ventre, même aux extrémités.

La grande chaleur d'été n'amène des maladies et n'est nuisible aux convalescens, qu'autant qu'elle alterne avec une certaine humidité.

Les erreurs de régime sont des causes fréquentes de rechutes chez les convalescens. Soit pour satisfaire un vain désir d'acquérir promptement des forces, en prenant beaucoup d'alimens, soit pour contenter le goût du malade, il n'arrive que trop souvent de voir survenir, à la suite de ces inconséquences, des indigestions qui provoquent des troubles, et rappellent quelquefois dans l'organe qui a cessé de souffrir, une nouvelle irritation. Au sortir de maladies graves, du bouillon trop chargé ou trop souvent répété, quelques potages trop épais, suffisent pour donner lieu aux accidens ci-dessus indiqués. C'est surtout l'usage prématuré des boissons spiritueuses, telles que le vin, la bière, les liqueurs, qui, en occasionnant une trop grande excitation, peuvent faire renaître la maladie.

Une autre circonstance très nuisible au malade comme au convalescent, c'est de se décou-

vrir dans son lit. La femme dont j'ai parlé ci-
dessus (deuxième observation), qui fut atteinte
d'une pleurésie dans le cours d'une gastro-entérite, suffit pour démontrer le danger de l'impression de l'air sur le corps d'un malade alité.

Les affections morales ne sont point étrangères
aux rechutes chez les convalescens. En effet, on
voit souvent des malades arrivés en pleine convalescence, à la suite d'une nouvelle inattendue,
retomber subitement, entrer dans le délire, et
mourir bientôt par l'effet d'une violente congestion sur l'organe primitivement atteint, mais le
plus souvent sur le cerveau. Combien de mères
sont mortes après être délivrées des douleurs de
l'enfantement, en recevant la nouvelle peu mé-
nagée de la mort de leur enfant, objet de leur
espérance et seul dédommagement de leurs souffrances !

Mais il est des affections morales moins violentes, qui, sans jeter le convalescent aussi promptement dans le danger, ne laissent pas moins
d'être très nuisibles. Ce sont les inquiétudes que
le malade éprouve, provenant de craintes chi-
mériques ou de motifs réels, soit en lui, soit
hors de lui. Ces affections tristes, au moyen des
liens sympathiques qui unissent les fonctions de

cerveau avec celles de l'estomac, excitent dans ce dernier une modification qui occasionne le dé-goût, les mauvaises digestions, et retarde par conséquent le rétablissement complet du malade.

L'exercice qui, ordinairement, est avantageux aux convalescens, en imprimant une légère secousse à la circulation, devient quelquefois désavantageux quand il est forcé; principalement dans la convalescence des maladies de poitrine, du péricarde, en faisant refluer une trop grande quantité de sang vers le centre de la circulation, d'où suit l'oppression.

Les veilles prolongées sont susceptibles de donner lieu à des mouvemens nerveux, tels que spasmes, insomnies, etc. ; elles sont par consé-quent contraires aux convalescens.

INDICATIONS

PROPRES A MAINTENIR LA CONVALESCENCE.

QUE de précautions à prendre lorsqu'un malade, après avoir supporté durant trente ou quarante jours, plus ou moins, une maladie grave, entre en convalescence !

Les indications qui se présentent alors à remplir sont :

1.º De tenir éloignées les causes qui ont provoqué la maladie ; d'écarter également les modificateurs nouveaux, qui pourraient agir d'une manière désagréable sur le malade, soit au physique, soit au moral ;

2.º De relever les forces par une alimentation douce et variée, suivant le cas ;

3.º Enfin, de régler l'exercice et la veille.

Quoiqu'on ait eu déjà l'attention d'éloigner les causes morbides pour guérir la maladie, il n'arrive que trop souvent que, par suite d'une confiance imprudente dans son amendement, on se relâche d'une sévère rigueur, et qu'alors, ne se mettant plus en garde contre les causes qui exercent de nouveau leur mauvaise influence, l'affection reparaît.

Qui n'a pas vu des personnes affectées de rhumatisme et guéries des douleurs, qui, pour être sorties trop tôt par un temps froid, humide, pluvieux, ou s'être mouillées, ont ressenti bientôt les douleurs dont elles croyaient être délivrées ?

Il en est de même des autres maladies qui, arrivées à la convalescence, peuvent se reproduire, si l'on s'expose trop vîte à l'action des causes qui leur avaient donné lieu. Ainsi, il faut donc, dans la convalescence comme dans la maladie, les éloigner. Il est des causes générales que tous les convalescens doivent éviter, telles que le froid, l'humidité, les brouillards, la trop grande chaleur, une trop vive lumière ; en affections morales, la tristesse, la crainte, la colère, la joie excessive, toutes les émotions vives, les trop longues lectures, les conversations prolixes ; on doit surtout éloigner ces dernières, des personnes nerveuses très irritables.

Il est ensuite des causes particulières à chaque maladie, qu'il est également bon de surveiller durant la convalescence. Par exemple, le froid humide pour le rhumatisme, les catarrhes, les maladies de la peau, les scrofules, l'hydropisie, les fluxions, etc.; les liqueurs spiritueuses et les alimens riches en principes nutritifs, pour l'inflammation de l'estomac, des intestins, et, en général, de toutes les maladies inflammatoires.

En résumé, pour remplir la première indication, on tiendra le convalescent dans un appartement, à une température douce, de 14 à 15 degrés (Réaumur) au-dessus de zéro, modérément éclairé, éloigné du bruit, assez grand pour permettre l'exercice au convalescent; on l'entourera de ses amis, en leur recommandant de ne point trop s'étendre en conversation, et de ne point l'entretenir de récits tristes, ennuyeux. Il faut avoir l'attention de renouveler l'air de l'appartement, d'en chasser toutes les odeurs qui pourraient incommoder le convalescent, dont l'odorat est plus susceptible que dans l'état de santé. Il est quelquefois utile de faire du feu de bois à la cheminée, non-seulement pour élever la température dans la saison froide, mais encore pour sécher l'air humide dans les temps pluvieux de l'été. Le feu, d'ailleurs, contribue singulièrement au renouvellement de l'air de l'appartement.

Si le temps et les forces le permettent, on fera promener doucement le convalescent, sur un chemin plat, et, autant que faire se peut, dans un lieu d'agrément planté d'arbres.

Le convalescent portera des vêtemens de laine, préférablement à tous autres, même dans les temps chauds ; il aura soin, en outre, de renouveler fréquemment son linge, pour tenir l'extérieur dans une propreté toujours salutaire, et pour stimuler la peau, l'entretenir dans un état de souplesse, et favoriser la transpiration.

On emploiera, dans cette même intention, des frictions sèches sur la peau, avec une brosse douce ou de la flanelle. Il est même utile, à la suite des maladies longues où la peau est restée long-temps sèche, de la frictionner avec du vin chaud simple ou aromatique, mêlé à quelques corps gras, tels que l'huile d'olives, d'amandes douces, ou le sain-doux ; soit pour débarrasser l'organe cutané d'un enduit gras de la transpiration qui s'y était fixée en se desséchant, soit pour éveiller son action vitale. Plus tard, les bains domestiques, comme moyen de propreté.

La chevelure sera peignée avec soin et débarrassée, d'un côté, de la crasse épaisse fournie par la transpiration, de l'autre, des insectes dégoûtans qui, souvent, s'y sont multipliés à l'excès pendant la durée de la maladie. Mais il faut bien se garder de couper les cheveux, on pourrait, par cette méthode imprudente, exposer le convalescent à plusieurs accidens; entre autres, aux céphalalgies opiniâtres, aux fluxions sur les oreilles, les yeux, etc.; en privant le cuir chevelu de son vêtement naturel, et supprimant la transpiration de cette partie. Pour satisfaire à la seconde indication, il faut choisir au convalescent la nourriture qui est la plus appropriée à son état maladif, à son tempérament, à son goût, même à ses habitudes : ces deux dernières considérations ne doivent être suivies, que lorsque la première se trouve également remplie. Il est même convenable d'interroger le convalescent sur son goût, ses habitudes, pour telle ou telle chose, et de les lui permettre de préférence si, comme je viens de le dire, il n'en peut résulter aucun mauvais effet.

Les alimens convenables aux convalescens, doivent être doux et légers, de facile digestion, et contenant beaucoup de principes nutritifs sous peu de volume. Il les faut d'autant moins nutritifs, et en petite quantité en débutant, que la maladie a été longue et a exigé une grande abstinence, pour ne pas mettre dans l'embarras l'estomac qui a perdu, pour ainsi dire, sa faculté digestive. Dans ce cas, on commence d'abord à donner au malade convalescent du bouillon de poulet, de veau, du lait coupé avec l'eau d'orge ou pur, puis du bouillon de bœuf bien dégraissé, des crêmes d'orge, d'avoine, de salep, de sagou, de ris au lait ou au bouillon ; successivement des potages au vermicelle, à la semoule, des panades, des œufs frais légèrement cuits ; si l'estomac digère avec facilité, on joint à cela des fruits cuits, pommes, pruneaux, des raisins, des gelées de fruits; enfin, on arrive aux viandes blanches, telles que celles de poulet, d'agneau, de grenouilles, de veau, bouillies, puis légèrement rôties; des herbages cuits comme épinards, chicorée, oseille, au beurre ou au lait; du pain léger et bien cuit. Le café au lait et le chocolat sont souvent utiles et agréables aux convalescens. Parmi ces alimens, les personnes d'un tempérament bilieux s'accommoderont mieux des potages au maigre, des œufs, des viandes blanches, des herbages et des fruits.

Pour faciliter la digestion, on donnera au convalescent, pour sa boisson, durant le repas, un mélange d'eau et de vin ; les vins vieux et légers en couleur, tels que le Maconnais, le Beaujolais et le Bordeaux, sont préférables.

On réglera le nombre de repas, et la quantité d'alimens, d'après le besoin qui naît de l'âge, du tempérament et de l'état de l'estomac ; les enfans, à cause de leur croissance, et dont la digestion est naturellement plus prompte, ont besoin de plus d'alimens. Mais comme les repas ne peuvent être copieux, il faut les répéter plus souvent ; néanmoins, il convient de mettre trois à quatre heures entre chaque, pour ne pas introduire dans l'estomac des alimens, avant qu'il ait digéré les précédens.

Si l'on veut que la digestion s'opère librement, il ne faut pas se livrer à de trop grands mouvemens ; on peut cependant, sans garder un repos absolu, faire un léger exercice ; car, dans le moment de la digestion, surtout à la suite des maladies, l'estomac est obligé, pour remplir exactement ses fonctions, de faire un appel à tous les organes, pour obtenir un surcroît de forces. Si, au contraire, on détourne ces mouvemens, en mettant en action d'autres organes, par exemple, par la course pour les muscles, par les affections morales, la lecture, ou tout autre travail d'esprit pour le cerveau, par l'acte vénérien pour les organes de la reproduction, etc., on privera l'estomac de ce surcroît d'action dont il a besoin, en dirigeant la sensibilité et la vie sur d'autres points, et en donnant lieu à de fortes indigestions, qui ne cessent qu'au vomissement des matières ingérées, ou à quelques stomachiques digestifs qui, en ranimant l'action de l'estomac, facilitent la digestion.

Il arrive quelquefois que l'exercice immodéré des organes, pendant la digestion, produit l'indigestion, par un effet opposé à celui que j'ai expliqué ci-dessus; c'est-à-dire en élevant au-dessus du degré convenable l'excitation de l'estomac. Cela a lieu au moyen des réactions vitales, chez les sujets sanguins et très irritables, et dont l'estomac est l'aboutissant de toutes les sensations.

Quand la maladie a été d'une courte durée, ou qu'elle n'a point exigé une abstinence complète, on peut alors, dans la convalescence, permettre de suite des alimens plus nutritifs, et les accroître plus facilement. Ainsi, dans ce cas, après avoir tenu quelques jours le convalescent aux potages, on passera avec moins de crainte aux alimens solides.

Il arrive fréquemment que la digestion est

pénible, malgré que l'on ait mis beaucoup d'attention dans le choix et la préparation des alimens. Cela arrive quelquefois, lorsque l'estomac a conservé de l'irritation, qui se trouve alors accrue par le travail de la digestion. On a remarqué qu'alors une verrée ou deux d'eau de fontaine, édulcorée avec du sucre ou du sirop simple, et aromatisée avec quelques gouttes d'eau de fleurs d'orange ou autre eau aromatique, prise une petite heure après le repas, soulageait singulièrement la digestion, et cela en délayant le chyme et rafraîchissant la surface muqueuse de l'estomac.

Dans d'autres circonstances, l'estomac manque de ton et ne peut digérer ; le convalescent a du dégoût ; la langue est entièrement blanche. C'est alors que l'on fait prendre avec avantage, le matin à jeun, ou immédiatement avant le repas, quelques cuillerées de sirop de quinquina à l'eau ou au vin d'Espagne, de la rhubarbe en substance ou en sirop, ou bien quelques cuillerées d'une potion où l'on fait entrer les eaux distillées de menthe poivrée, d'hysope, le sirop d'écorce d'orange, et quelquefois un peu d'éther pour les personnes nerveuses. On prescrit aussi pour remplir le même but, la conserve de rose, dans laquelle on incorpore le quinquina, la rhubarbe, la cascarille, l'absinthe, la gentiane, etc.

Voilà deux états de l'estomac tout-à-fait op-
posés l'un à l'autre, qui amènent également les
mêmes résultats, c'est-à-dire des digestions pé-
nibles. Dans le premier, c'est une irritation qui
gêne les fonctions de l'estomac ; dans le second,
c'est un manque de ton, de vigueur de ce viscère, qui le rend incapable de préparer les alimens qui lui sont soumis.

Ces deux états sont le plus souvent confon-
dus, et on y remédie toujours par des toniques,
des stomachiques, qui ne sont véritablement convenables que dans le second. Les signes qui les
distinguent sont, pour le premier cas, un appétit ordinaire, quelquefois même il est considérable ; la langue conserve de la rougeur sur ses
bords, ou seulement à sa pointe ; la personne qui
offre cet état, se trouve toujours mieux à jeun ;
dès qu'elle a pris des alimens, elle éprouve de la
sécheresse à la langue, au gosier, des petits ren-
vois légèrement acides ; une gêne dans la région
de l'estomac avec oppression, quelquefois une
petite douleur, de la pesanteur, même de la chaleur ; le trouble gastrique s'étend sympathique-
ment à tout le corps ; la tête est pesante, les jambes sont lasses, quelquefois même un léger fris-
son se fait sentir. Ces symptômes durent deux ou

trois heures plus ou moins, jusqu'à ce que les alimens aient passé de l'estomac, dans l'intestin qui lui succède, en d'autres termes, jusqu'à la fin de la digestion stomachale.

Dans le second cas, l'estomac privé de forces manifeste son état de langueur par le dégoût et l'inappétence ; la langue est totalement blanche, pâle, large, humide ; la salive abonde dans la bouche ; les alimens sont pris sans plaisir ; aussitôt que l'estomac les a reçus, l'on ressent dans ce viscère une pesanteur suivie d'une fatigue, qui s'accroît très souvent au point d'amener tous les signes de l'indigestion ; tels que lassitudes générales, étourdissemens, tintemens d'oreilles, rots, enfin le vomissement.

Dans l'un et l'autre cas, le vomissement et les autres symptômes qui le précèdent, n'ont lieu que lors que la personne a pris les alimens en trop grande quantité ou de difficile digestion ; différemment, la digestion s'opère quoique difficilement.

C'est parce que l'on n'apprécie pas toujours bien la différence de ces deux états du ventricule, que l'on voit souvent dans la société des irritations de l'estomac, que l'on éternise par des moyens contraires, et que l'on transforme en véritable inflammation chronique, qui finit par devenir incurable en prenant le caractère du squirre.

L'exercice est un moyen favorable aux convalescens lorsqu'il est dirigé avec prudence. Il doit être léger et modéré dans la convalescence des maladies aiguës. Dans ce cas, les promenades à pied, ou sur un cheval qui marche au pas, ou dans une voiture suspendue, un bateau, sur une litière, sont tout-à-fait avantageuses. Au printemps et en automne, on choisira le milieu du jour, le matin et le soir en été, et en général le moment de la jounée où le ciel est pur, exempt d'humidité et modérément échauffé par les rayons du soleil.

On préférera communément, pour la promenade, les lieux secs et élevés, qui abondent en plantes odoriférantes, qui sont à l'abri des coups de vent, des transitions brusques de l'atmosphère, des émanations marécageuses, etc.

Le convalescent, pour retirer un effet salutaire de l'exercice, ne doit pas le rendre très fatigant. Il doit s'arrêter dès que la transpiration survient, en prenant les moyens de ne point répercuter cette excrétion, c'est-à-dire en graduant la transition du mouvement au repos et en se faisant pratiquer des frictions sèches sur les menibres.

À la suite des affections chroniques, l'exercice peut être poussé plus loin. Les longues promenades à pied ou dans une voiture un peu cahotante, l'équitation au trot, sont d'une grande utilité dans la convalescence, comme dans le cours des maladies chroniques de l'estomac, du foie, de la rate, de l'utérus, du cerveau, dans la mélancolie, l'hypocondrie : pour ces derniers, il faut, autant que possible, joindre à la promenade la distraction par une compagnie choisie, un beau site, faire diriger la voiture par la personne soumise à l'exercice. L'avantage que l'on retire de l'exercice dans ce cas, résulte de l'excitation que l'on développe dans les organes locomoteurs et à la peau, et qui donne lieu à une révulsion salutaire. Il faut y ajouter la diversion que produit sur le convalescent la vue d'objets variés.

En outre de la promenade, il est d'autres exercices qui joignent de la distraction aux mouvemens, et qui, sous ce rapport, conviennent surtout aux convalescens dont l'esprit tend à la mélancolie. Ces exercices sont les jeux de billard, de paume, de boule; le jardinage, le tour, les voyages, etc.

Si les veilles prolongées sont nuisibles en état

de santé, à plus forte raison elles doivent l'être davantage au convalescent. Il convient donc pour que la convalescence marche régulièrement et vîte à la santé parfaite, que tout soit réglé , les repas, l'exercice et la veille.

Quoique la nuit soit le seul temps consacré au sommeil, néanmoins une heure de repos après un exercice fatigant ou dans un moment où l'on est disposé à dormir, ne peut qu'être salutaire, en donnant au corps le temps de reprendre de nouvelles forces.

La couche ne doit être ni trop dure, ni trop molle ; le convalescent ne reposera point immédiatement sur la plume, qui a l'inconvénient d'échauffer beaucoup et d'exciter des sueurs inutiles et toujours débilitantes ; il préfèrera coucher sur la laine ou mieux encore sur le crin. Il ne se chargera point de lourdes couvertures, qui peuvent également provoquer une moiteur incommode ; enfin, il se gardera bien de s'enfermer dans des rideaux qui forment un obstacle à la pénétration et au renouvellement de l'air, cet aliment de la vie qu'il lui est si important de respirer dans toute sa pureté.

OBSERVATION

D'UNE GANGRÈNE SÉNILE OCCASIONNÉE PAR LE FROID.

M. V***, curé de la paroisse de Saint-Clair en Dauphiné, proche de Condrieu, âgé de soixante et seize ans, tempérament phlegmatique-sanguin, constitution délicate, doué d'un caractère pusillanime, d'une régularité de mœurs parfaite et d'une grande sobriété, éprouvait depuis long-temps, une ou deux fois dans l'année, quelquefois plus souvent, au printemps et à l'automne, des hémorragies nasales qui ne lui étaient qu'avantageuses, en détruisant un état de pléthore auquel M. V*** était sujet. Je fus témoin, au mois de novembre 1820, d'un de ces épistaxis qui fut considérable ; il s'écoula environ deux livres de sang. Au mois de juillet 1821, M. V*** eut une légère atteinte sur la langue, qui embarrassa la parole ; elle n'eut aucune suite. Jusqu'alors sa santé avait été bonne ; il ne se souvenait pas d'avoir éprouvé une maladie grave. A dater de cette époque, les hémorragies nasales n'eurent plus lieu aussi fréquemment et aussi abondamment. Au mois de juillet de l'année suivante, il eut encore une fausse attaque de paralysie sur la langue ; mais cette fois elle fut précédée et accompagnée de symptômes, qui annonçaient une congestion sur le cerveau avec menace d'apoplexie. Je prévins cette dernière par l'application de sangsues à l'anus et quelques révulsifs ; je parvins, en même temps, à rendre à la langue sa liberté ordinaire. M. V*** ressentit jusqu'au mois d'octobre de la même année, une inquiétude morale qui lui faisait craindre, à chaque instant, la mort.

Aux fêtes de Noël, toujours de la même année, au sortir du confessionnal où M. V*** avait passé plusieurs heures sans vouloir de chaufferette (s'étant habitué depuis long-temps à braver le froid qui, dans ce moment, était très rigoureux), éprouva un froid extrême dans les deux pieds, avec engourdissement, suivi bientôt dans la jambe gauche d'une violente douleur avec œdématie du pied sans rougeur.

Je fus appelé auprès du malade, le huitième jour ; j'examinai attentivement la partie et n'y trouvai rien à l'extérieur qui répondît à la violente douleur qui se faisait sentir à l'intérieur. Cette douleur siégeait principalement à la partie externe et inférieure de la jambe ; elle n'était point accrue par la pression , elle devenait insupportable lorsque la jambe était étendue dans le lit , et que la chaleur de ce dernier commençait à être pénétrante ; M. V*** ressentait alors un fourmillement considérable qui l'obligeait à se lever et à passer la nuit sur un fauteuil ; il n'y avait point de changement de couleur à la peau ; le pied était gonflé et froid , ainsi que le bas de la jambe ; ces parties n'avaient pu s'échauffer depuis le début de la maladie, malgré un grand nombre d'applications chaudes qu'on avait déjà employées avant de me faire appeler. A cause de cette promptitude à appliquer des moyens chauds sur la partie, je ne me servis qu'infructueusement des fomentations froides , des frictions , des bains tièdes ; j'employai aussi sans soulagement les émolliens , les spiritueux et les toniques , tels que le vin aromatique; l'eau-de-vie camphrée, le baume tranquille , les huiles éthérées et aromatiques , n'eurent pas plus de succès que les cataplasmes aromatiques et anodins. J'entourai aussi vainement la jambe et le pied de coton cardé saupoudré de camphre.

Cet état dura environ quinze jours sans changement remarquable. Au bout de ce temps il survint une rougeur érysipélateuse, au-dessous de la partie moyenne et externe de la jambe, avec chaleur et gonflement ; cette inflammation érysipélateuse s'étendait vers le pied, et se dirigeait aussi assez rapidement du côté du genou ; les veines sous-cutanées étaient fortement gonflées, le pied resta froid. Il se manifesta en même temps des symptômes généraux : soif, mal de tête, insomnie, frissons, pouls plein et dur. Je conseillai l'application de dix sangsues au-dessus de l'érysipèle pour la limiter. J'ordonnai aussi une boisson délayante et la diète. Cette saignée locale produisit l'effet que j'en attendais ; le gonflement qui avait déjà gagné la cuisse, s'arrêta ainsi que la rougeur qui ne dépassa pas les piqûres de sangsues. Bientôt cette rougeur prit une teinte violacée, puis brunâtre, et offrit tous les caractères de la gangrène. Dès que l'escarre fut formée, je la fendis, et mis en usage les antiseptiques pour en arrêter la marche. Néanmoins la gangrène fit des progrès, et envahit en quelques jours tout le tiers inférieur de la jambe. La circulation s'opérait encore dans le pied par le moyen d'une portion cutanée de la partie postérieure de la jambe ; mais il était toujours gonflé et froid , et malgré un grand nombre de moyens que j'ai mis en usage, pour y rappeler la chaleur ; tels que des sachets de plantes aromatiques, de cendre chaude, de chaux éteinte et réduite en poudre, mêlée au muriate d'ammoniaque, l'eau-de-vie camphrée, la décoction de quinquina, etc. , il devint la proie de la mortification.

Je pratiquai de profondes scarifications sur toute l'étendue du sphacèle, je ménageai autant que possible dans ces incisions, les vaisseaux qui, comme on le sait , sont les parties de l'économie animale qui résistent le plus long-temps à la gangrène. Il s'écoula d'abord une sérosité abondante, qui dégorgea le membre ; je recouvris ce dernier de compresses trempées dans un mélange de décoction de quinquina et d'eau-de-vie camphrée, après l'avoir préalablement saupoudré de poudres de quinquina, de charbon, et de muriate d'ammoniaque. Je continuai ce pansement. L'escarre se fixa circulairement au tiers inférieur de la jambe, et se dessécha peu-à-peu.

M. V*** était tourmenté de la plus vive inquiétude, il s'alarmait sur son état ; les douleurs n'étaient point cependant très vives, il n'y avait presque point de fièvres, toutes les fonctions s'opéraient d'une manière à peu près régulière. L'appétit se soutenait assez bien ; le sommeil aussi était bon, lorsqu'il avait surmonté l'inquiétude morale du malade.

Ce nouvel état de choses dura environ trois semaines sans changement sensible. Alors je vis paraître un cercle inflammatoire autour des limites de sphacèle, avec gonflement et douleur. Je reconnus de suite avec satisfaction les heureux efforts de la nature, qui tendaient déjà à la séparation de la partie morte d'avec les parties vivantes.

A cette époque, j'appelai en consultation M. le docteur Boissat, médecin à Vienne, avec lequel nous convînmes que l'amputation de la jambe dans le vif, ne pourrait être tentée qu'en compromettant la vie du malade, eu égard à son âge, à son tempérament, à son caractère et à la nature de la maladie. Nous décidâmes de confier à la nature le soin de la séparation, néanmoins en la secondant de tous les moyens que nous fournissent et la chirurgie et la médecine.

Dès-lors je commençai à favoriser la suppuration autour de l'escarre, par des cataplasmes émolliens et aromatiques, appliqués sur le pourtour de la jambe ; j'enlevai chaque jour des por-

tions d'escarres ; enfin la suppuration s'établit,
mais d'une manière lente, et sépara peu-à-peu
toutes les parties gangrénées. J'appliquai par
précaution le tourniquet à garot, sur le trajet de
l'artère crurale, au tiers inférieur de la cuisse,
pour arrêter les hémorragies en cas de besoin,
et donner le temps de faire la ligature des vaisseaux. Heureusement les escarres se séparèrent,
sans donner lieu à la moindre hémorragie. Cette
séparation fut très longue ; elle mit environ trois
mois à s'opérer. Dans le cours de ce travail, j'enlevai avec un bistouri tout ce qui était privé de
vie, je séparai, par conséquent, le pied de la
jambe, dans son articulation avec cette dernière;
le reste de l'escarre fut détaché par la suppuration. Bientôt après, le développement des bourgeons charnus eut lieu. La suppuration prit un
meilleur caractère, le pus devint et moins abon-
dant et moins fétide, et l'amputation s'effectua
ainsi naturellement jusqu'aux os. Le moignon of-
frait une forme conique terminée par l'extrémité
des os de la jambe : dans ce moignon, au milieu
des bourgeons charnus, on distinguait la surface
de quelques muscles, et les portions tendineu-
ses des jambier antérieur, péronniers, et surtout
des muscles jumeaux. Les pansemens se compo-

saient de cataplasmes, comme je l'ai dit précédemment, pour favoriser la suppuration, puis
simplement de la charpie dont je couvrais toute
la plaie, et que j'arrosais de décoction de quinquina. La cicatrice survint et s'avança peu-à-peu,
au point qu'elle avait recouvert les trois quarts
du moignon, à la fin du mois de mai, sixième
mois de la maladie. Il est facile d'expliquer la
lenteur de la cicatrice dans ce cas, d'abord par
l'état des tégumens qui, chez un vieillard, sont
peu souples et doués d'une vie moins active, ensuite par la large surface du moignon. -

Quels ont été les moyens internes employés,
soit pour vaincre les mauvais effets de la putré-
faction, soit pour soutenir les forces du malade
contre une abondante et longue suppuration ?

Je répondrai, à cette question, que le malade
n'a pris presque aucuns médicamens, moins parce
que je ne les croyais pas utiles, que par sa répu-
gnance invincible pour toute espèce de remèdes.
Les seules choses que j'aie pu lui faire prendre
ont été quelques cuillerées de sirop de quinquina, et un petit pot d'opiat où je fis entrer
un peu d'extrait thébaïque; je donnais, en outre,
deux potions purgatives au moment où je vis
que la suppuration devenait moins abondante.

Les mauvais effets de la putridité ont été prévenus par la propreté et des pansemens assidus, où je faisais de fréquens lavages. Je me suis servi d'abord de l'eau tiède et de la décoction de quinquina pour laver le membre; je les ai ensuite remplacées par la décoction de sabine. A l'aide de ces moyens, nous n'avons eu que peu d'odeur, et chez le malade, presque point d'altération sensible à l'intérieur.

M. V*** a résisté à la longue suppuration, moins par des médicamens toniques et stimulans, que par une bonne nourriture, prise avec appétit et digérée avec facilité. Les consommés, les viandes rôties, les bons potages, du vin vieux, tels ont été les alimens dont M. V*** a fait usage durant toute sa maladie, et qui ont maintenu ses forces. En effet, dans ce cas, les meilleurs stimulans sont les alimens; l'embonpoint a peu diminué.

La cicatrice de la plaie a été retardée par l'exfoliation des tendons et des aponévroses musculaires; elle s'est avancée néanmoins jusqu'à l'os, à la partie antérieure de la jambe; en arrière, elle a marché plus difficilement.

Je n'ai point tenté la résection des os de la jambe, pensant bien que leur séparation ne pouvait s'opérer qu'au moyen d'une nécrose.

Cependant, pour tranquilliser le malade sur ce point, et m'éclairer moi-même sur les moyens que l'on pourrait mettre en usage pour activer la nécrose, et par conséquent la chute des os, j'engageai M. Dorielle, mon confrère et ami, à venir voir le malade, et me communiquer ses idées à son égard ; nous nous accordâmes l'un et l'autre sur l'insuffisance de la plupart des moyens vantés pour accélérer le travail de la nécrose. Je ne changeai donc point de méthode pour le pansement : de la charpie mollette enduite d'une légère couche de cérat de Galien, des petites bandelettes de linge, enduites de ce dernier, appliquées sur les bords de la cicatrice pour la protéger ; du vin aromatique uni à l'huile d'olives, tels sont les derniers moyens que j'ai conseillés.

La plaie s'est maintenue en forme d'ulcère autour des os.

Le malade a toujours conservé l'habitude de passer la journée dans un fauteuil, la jambe couchée à demi fléchie sur une chaise recouverte d'un coussinet. Dans les pansemens, les os dénudés servaient de point d'appui au moignon ; le genou, par suite de la même position où il est resté, a perdu ses mouvemens.

J'ai fait prendre une jambe artificielle à M. V***, et, par ce moyen, nous lui avons donné de l'exercice en le faisant promener dans sa chambre et son jardin.

Dans le courant de septembre de l'année dernière, le péroné s'est détaché au niveau des chairs. A présent, 20 janvier 1824, la portion du tibia n'est point encore tombée ; la petite plaie qui l'entoure suppure peu et n'est pas douloureuse.

L'état général de M. V*** a changé ; après avoir acquis de l'embonpoint, effet d'une bonne nourriture bien digérée, le cerveau paraît être de nouveau le siége de congestions ; la parole est gênée, les facultés de l'entendement se sont affaiblies, cependant l'appétit est toujours considérable, et les autres fonctions s'opèrent assez bien.

9 782016 174678